Persönliche Daten

Name

Telefon

Anschrift

Im Falle eines Notfalls Bitte Kontakt

Name

Telefon

Anschrift

Wichtige Kontakte

Arzt

Apotheke

Augenklinik

Zahnarzt

Name

Handy

Arbeit

Zuhause

E-Mail

Andere

Appunti

_____

_____

_____

_____

_____

Wochenbeginn: _____   **Ende der Woche:** _____

Medikament & Tagesdosis	Zeit	M	D	M	D	F	S	S
	am.	☐	☐	☐	☐	☐	☐	☐
	am.	☐	☐	☐	☐	☐	☐	☐
	pm.	☐	☐	☐	☐	☐	☐	☐
	pm.	☐	☐	☐	☐	☐	☐	☐
	am.	☐	☐	☐	☐	☐	☐	☐
	am.	☐	☐	☐	☐	☐	☐	☐
	pm.	☐	☐	☐	☐	☐	☐	☐
	pm.	☐	☐	☐	☐	☐	☐	☐
	am.	☐	☐	☐	☐	☐	☐	☐
	am.	☐	☐	☐	☐	☐	☐	☐
	pm.	☐	☐	☐	☐	☐	☐	☐
	pm.	☐	☐	☐	☐	☐	☐	☐
	am.	☐	☐	☐	☐	☐	☐	☐
	am.	☐	☐	☐	☐	☐	☐	☐
	pm.	☐	☐	☐	☐	☐	☐	☐
	pm.	☐	☐	☐	☐	☐	☐	☐
	am.	☐	☐	☐	☐	☐	☐	☐
	am.	☐	☐	☐	☐	☐	☐	☐
	pm.	☐	☐	☐	☐	☐	☐	☐
	pm.	☐	☐	☐	☐	☐	☐	☐
	am.	☐	☐	☐	☐	☐	☐	☐
	am.	☐	☐	☐	☐	☐	☐	☐
	pm.	☐	☐	☐	☐	☐	☐	☐
	pm.	☐	☐	☐	☐	☐	☐	☐
	am.	☐	☐	☐	☐	☐	☐	☐
	am.	☐	☐	☐	☐	☐	☐	☐
	pm.	☐	☐	☐	☐	☐	☐	☐
	pm.	☐	☐	☐	☐	☐	☐	☐

Anmerkungen

Wochenbeginn: _____   **Ende der Woche:** _____

Medikament & Tagesdosis	Zeit	M	D	M	D	F	S	S
	am.	☐	☐	☐	☐	☐	☐	☐
	am.	☐	☐	☐	☐	☐	☐	☐
	pm.	☐	☐	☐	☐	☐	☐	☐
	pm.	☐	☐	☐	☐	☐	☐	☐
	am.	☐	☐	☐	☐	☐	☐	☐
	am.	☐	☐	☐	☐	☐	☐	☐
	pm.	☐	☐	☐	☐	☐	☐	☐
	pm.	☐	☐	☐	☐	☐	☐	☐
	am.	☐	☐	☐	☐	☐	☐	☐
	am.	☐	☐	☐	☐	☐	☐	☐
	pm.	☐	☐	☐	☐	☐	☐	☐
	pm.	☐	☐	☐	☐	☐	☐	☐
	am.	☐	☐	☐	☐	☐	☐	☐
	am.	☐	☐	☐	☐	☐	☐	☐
	pm.	☐	☐	☐	☐	☐	☐	☐
	pm.	☐	☐	☐	☐	☐	☐	☐
	am.	☐	☐	☐	☐	☐	☐	☐
	am.	☐	☐	☐	☐	☐	☐	☐
	pm.	☐	☐	☐	☐	☐	☐	☐
	pm.	☐	☐	☐	☐	☐	☐	☐
	am.	☐	☐	☐	☐	☐	☐	☐
	am.	☐	☐	☐	☐	☐	☐	☐
	pm.	☐	☐	☐	☐	☐	☐	☐
	pm.	☐	☐	☐	☐	☐	☐	☐
	am.	☐	☐	☐	☐	☐	☐	☐
	am.	☐	☐	☐	☐	☐	☐	☐
	pm.	☐	☐	☐	☐	☐	☐	☐
	pm.	☐	☐	☐	☐	☐	☐	☐

Anmerkungen

Wochenbeginn: _____   Ende der Woche: _____

Medikament & Tagesdosis	Zeit	M	D	M	D	F	S	S
	am.	☐	☐	☐	☐	☐	☐	☐
	am.	☐	☐	☐	☐	☐	☐	☐
	pm.	☐	☐	☐	☐	☐	☐	☐
	pm.	☐	☐	☐	☐	☐	☐	☐
	am.	☐	☐	☐	☐	☐	☐	☐
	am.	☐	☐	☐	☐	☐	☐	☐
	pm.	☐	☐	☐	☐	☐	☐	☐
	pm.	☐	☐	☐	☐	☐	☐	☐
	am.	☐	☐	☐	☐	☐	☐	☐
	am.	☐	☐	☐	☐	☐	☐	☐
	pm.	☐	☐	☐	☐	☐	☐	☐
	pm.	☐	☐	☐	☐	☐	☐	☐
	am.	☐	☐	☐	☐	☐	☐	☐
	am.	☐	☐	☐	☐	☐	☐	☐
	pm.	☐	☐	☐	☐	☐	☐	☐
	pm.	☐	☐	☐	☐	☐	☐	☐
	am.	☐	☐	☐	☐	☐	☐	☐
	am.	☐	☐	☐	☐	☐	☐	☐
	pm.	☐	☐	☐	☐	☐	☐	☐
	pm.	☐	☐	☐	☐	☐	☐	☐
	am.	☐	☐	☐	☐	☐	☐	☐
	am.	☐	☐	☐	☐	☐	☐	☐
	pm.	☐	☐	☐	☐	☐	☐	☐
	pm.	☐	☐	☐	☐	☐	☐	☐
	am.	☐	☐	☐	☐	☐	☐	☐
	am.	☐	☐	☐	☐	☐	☐	☐
	pm.	☐	☐	☐	☐	☐	☐	☐
	pm.	☐	☐	☐	☐	☐	☐	☐

Anmerkungen

Wochenbeginn: _____   **Ende der Woche:** _____

Medikament & Tagesdosis	Zeit	M	D	M	D	F	S	S
	am.	☐	☐	☐	☐	☐	☐	☐
	am.	☐	☐	☐	☐	☐	☐	☐
	pm.	☐	☐	☐	☐	☐	☐	☐
	pm.	☐	☐	☐	☐	☐	☐	☐
	am.	☐	☐	☐	☐	☐	☐	☐
	am.	☐	☐	☐	☐	☐	☐	☐
	pm.	☐	☐	☐	☐	☐	☐	☐
	pm.	☐	☐	☐	☐	☐	☐	☐
	am.	☐	☐	☐	☐	☐	☐	☐
	am.	☐	☐	☐	☐	☐	☐	☐
	pm.	☐	☐	☐	☐	☐	☐	☐
	pm.	☐	☐	☐	☐	☐	☐	☐
	am.	☐	☐	☐	☐	☐	☐	☐
	am.	☐	☐	☐	☐	☐	☐	☐
	pm.	☐	☐	☐	☐	☐	☐	☐
	pm.	☐	☐	☐	☐	☐	☐	☐
	am.	☐	☐	☐	☐	☐	☐	☐
	am.	☐	☐	☐	☐	☐	☐	☐
	pm.	☐	☐	☐	☐	☐	☐	☐
	pm.	☐	☐	☐	☐	☐	☐	☐
	am.	☐	☐	☐	☐	☐	☐	☐
	am.	☐	☐	☐	☐	☐	☐	☐
	pm.	☐	☐	☐	☐	☐	☐	☐
	pm.	☐	☐	☐	☐	☐	☐	☐
	am.	☐	☐	☐	☐	☐	☐	☐
	am.	☐	☐	☐	☐	☐	☐	☐
	pm.	☐	☐	☐	☐	☐	☐	☐
	pm.	☐	☐	☐	☐	☐	☐	☐

Anmerkungen

Wochenbeginn: _____   **Ende der Woche:** _____

Medikament & Tagesdosis	Zeit	M	D	M	D	F	S	S
	am.	☐	☐	☐	☐	☐	☐	☐
	am.	☐	☐	☐	☐	☐	☐	☐
	pm.	☐	☐	☐	☐	☐	☐	☐
	pm.	☐	☐	☐	☐	☐	☐	☐
	am.	☐	☐	☐	☐	☐	☐	☐
	am.	☐	☐	☐	☐	☐	☐	☐
	pm.	☐	☐	☐	☐	☐	☐	☐
	pm.	☐	☐	☐	☐	☐	☐	☐
	am.	☐	☐	☐	☐	☐	☐	☐
	am.	☐	☐	☐	☐	☐	☐	☐
	pm.	☐	☐	☐	☐	☐	☐	☐
	pm.	☐	☐	☐	☐	☐	☐	☐
	am.	☐	☐	☐	☐	☐	☐	☐
	am.	☐	☐	☐	☐	☐	☐	☐
	pm.	☐	☐	☐	☐	☐	☐	☐
	pm.	☐	☐	☐	☐	☐	☐	☐
	am.	☐	☐	☐	☐	☐	☐	☐
	am.	☐	☐	☐	☐	☐	☐	☐
	pm.	☐	☐	☐	☐	☐	☐	☐
	pm.	☐	☐	☐	☐	☐	☐	☐
	am.	☐	☐	☐	☐	☐	☐	☐
	am.	☐	☐	☐	☐	☐	☐	☐
	pm.	☐	☐	☐	☐	☐	☐	☐
	pm.	☐	☐	☐	☐	☐	☐	☐
	am.	☐	☐	☐	☐	☐	☐	☐
	am.	☐	☐	☐	☐	☐	☐	☐
	pm.	☐	☐	☐	☐	☐	☐	☐
	pm.	☐	☐	☐	☐	☐	☐	☐

Anmerkungen

Wochenbeginn: _____   Ende der Woche: _____

Medikament & Tagesdosis	Zeit	M	D	M	D	F	S	S
	am.	☐	☐	☐	☐	☐	☐	☐
	am.	☐	☐	☐	☐	☐	☐	☐
	pm.	☐	☐	☐	☐	☐	☐	☐
	pm.	☐	☐	☐	☐	☐	☐	☐
	am.	☐	☐	☐	☐	☐	☐	☐
	am.	☐	☐	☐	☐	☐	☐	☐
	pm.	☐	☐	☐	☐	☐	☐	☐
	pm.	☐	☐	☐	☐	☐	☐	☐
	am.	☐	☐	☐	☐	☐	☐	☐
	am.	☐	☐	☐	☐	☐	☐	☐
	pm.	☐	☐	☐	☐	☐	☐	☐
	pm.	☐	☐	☐	☐	☐	☐	☐
	am.	☐	☐	☐	☐	☐	☐	☐
	am.	☐	☐	☐	☐	☐	☐	☐
	pm.	☐	☐	☐	☐	☐	☐	☐
	pm.	☐	☐	☐	☐	☐	☐	☐
	am.	☐	☐	☐	☐	☐	☐	☐
	am.	☐	☐	☐	☐	☐	☐	☐
	pm.	☐	☐	☐	☐	☐	☐	☐
	pm.	☐	☐	☐	☐	☐	☐	☐
	am.	☐	☐	☐	☐	☐	☐	☐
	am.	☐	☐	☐	☐	☐	☐	☐
	pm.	☐	☐	☐	☐	☐	☐	☐
	pm.	☐	☐	☐	☐	☐	☐	☐
	am.	☐	☐	☐	☐	☐	☐	☐
	am.	☐	☐	☐	☐	☐	☐	☐
	pm.	☐	☐	☐	☐	☐	☐	☐
	pm.	☐	☐	☐	☐	☐	☐	☐

Anmerkungen

Wochenbeginn: _____   **Ende der Woche:** _____

Medikament & Tagesdosis	Zeit	M	D	M	D	F	S	S
	am.	☐	☐	☐	☐	☐	☐	☐
	am.	☐	☐	☐	☐	☐	☐	☐
	pm.	☐	☐	☐	☐	☐	☐	☐
	pm.	☐	☐	☐	☐	☐	☐	☐
	am.	☐	☐	☐	☐	☐	☐	☐
	am.	☐	☐	☐	☐	☐	☐	☐
	pm.	☐	☐	☐	☐	☐	☐	☐
	pm.	☐	☐	☐	☐	☐	☐	☐
	am.	☐	☐	☐	☐	☐	☐	☐
	am.	☐	☐	☐	☐	☐	☐	☐
	pm.	☐	☐	☐	☐	☐	☐	☐
	pm.	☐	☐	☐	☐	☐	☐	☐
	am.	☐	☐	☐	☐	☐	☐	☐
	am.	☐	☐	☐	☐	☐	☐	☐
	pm.	☐	☐	☐	☐	☐	☐	☐
	pm.	☐	☐	☐	☐	☐	☐	☐
	am.	☐	☐	☐	☐	☐	☐	☐
	am.	☐	☐	☐	☐	☐	☐	☐
	pm.	☐	☐	☐	☐	☐	☐	☐
	pm.	☐	☐	☐	☐	☐	☐	☐
	am.	☐	☐	☐	☐	☐	☐	☐
	am.	☐	☐	☐	☐	☐	☐	☐
	pm.	☐	☐	☐	☐	☐	☐	☐
	pm.	☐	☐	☐	☐	☐	☐	☐
	am.	☐	☐	☐	☐	☐	☐	☐
	am.	☐	☐	☐	☐	☐	☐	☐
	pm.	☐	☐	☐	☐	☐	☐	☐
	pm.	☐	☐	☐	☐	☐	☐	☐

Anmerkungen

Wochenbeginn: _____   **Ende der Woche:** _____

Medikament & Tagesdosis	Zeit	M	D	M	D	F	S	S
	am.	☐	☐	☐	☐	☐	☐	☐
	am.	☐	☐	☐	☐	☐	☐	☐
	pm.	☐	☐	☐	☐	☐	☐	☐
	pm.	☐	☐	☐	☐	☐	☐	☐
	am.	☐	☐	☐	☐	☐	☐	☐
	am.	☐	☐	☐	☐	☐	☐	☐
	pm.	☐	☐	☐	☐	☐	☐	☐
	pm.	☐	☐	☐	☐	☐	☐	☐
	am.	☐	☐	☐	☐	☐	☐	☐
	am.	☐	☐	☐	☐	☐	☐	☐
	pm.	☐	☐	☐	☐	☐	☐	☐
	pm.	☐	☐	☐	☐	☐	☐	☐
	am.	☐	☐	☐	☐	☐	☐	☐
	am.	☐	☐	☐	☐	☐	☐	☐
	pm.	☐	☐	☐	☐	☐	☐	☐
	pm.	☐	☐	☐	☐	☐	☐	☐
	am.	☐	☐	☐	☐	☐	☐	☐
	am.	☐	☐	☐	☐	☐	☐	☐
	pm.	☐	☐	☐	☐	☐	☐	☐
	pm.	☐	☐	☐	☐	☐	☐	☐
	am.	☐	☐	☐	☐	☐	☐	☐
	am.	☐	☐	☐	☐	☐	☐	☐
	pm.	☐	☐	☐	☐	☐	☐	☐
	pm.	☐	☐	☐	☐	☐	☐	☐
	am.	☐	☐	☐	☐	☐	☐	☐
	am.	☐	☐	☐	☐	☐	☐	☐
	pm.	☐	☐	☐	☐	☐	☐	☐
	pm.	☐	☐	☐	☐	☐	☐	☐

Anmerkungen

Wochenbeginn: _____   **Ende der Woche:** _____

Medikament & Tagesdosis	Zeit	M	D	M	D	F	S	S
	am.	☐	☐	☐	☐	☐	☐	☐
	am.	☐	☐	☐	☐	☐	☐	☐
	pm.	☐	☐	☐	☐	☐	☐	☐
	pm.	☐	☐	☐	☐	☐	☐	☐
	am.	☐	☐	☐	☐	☐	☐	☐
	am.	☐	☐	☐	☐	☐	☐	☐
	pm.	☐	☐	☐	☐	☐	☐	☐
	pm.	☐	☐	☐	☐	☐	☐	☐
	am.	☐	☐	☐	☐	☐	☐	☐
	am.	☐	☐	☐	☐	☐	☐	☐
	pm.	☐	☐	☐	☐	☐	☐	☐
	pm.	☐	☐	☐	☐	☐	☐	☐
	am.	☐	☐	☐	☐	☐	☐	☐
	am.	☐	☐	☐	☐	☐	☐	☐
	pm.	☐	☐	☐	☐	☐	☐	☐
	pm.	☐	☐	☐	☐	☐	☐	☐
	am.	☐	☐	☐	☐	☐	☐	☐
	am.	☐	☐	☐	☐	☐	☐	☐
	pm.	☐	☐	☐	☐	☐	☐	☐
	pm.	☐	☐	☐	☐	☐	☐	☐
	am.	☐	☐	☐	☐	☐	☐	☐
	am.	☐	☐	☐	☐	☐	☐	☐
	pm.	☐	☐	☐	☐	☐	☐	☐
	pm.	☐	☐	☐	☐	☐	☐	☐
	am.	☐	☐	☐	☐	☐	☐	☐
	am.	☐	☐	☐	☐	☐	☐	☐
	pm.	☐	☐	☐	☐	☐	☐	☐
	pm.	☐	☐	☐	☐	☐	☐	☐

Anmerkungen

Wochenbeginn: _____   **Ende der Woche:** _____

Medikament & Tagesdosis	Zeit	M	D	M	D	F	S	S
	am.	☐	☐	☐	☐	☐	☐	☐
	am.	☐	☐	☐	☐	☐	☐	☐
	pm.	☐	☐	☐	☐	☐	☐	☐
	pm.	☐	☐	☐	☐	☐	☐	☐
	am.	☐	☐	☐	☐	☐	☐	☐
	am.	☐	☐	☐	☐	☐	☐	☐
	pm.	☐	☐	☐	☐	☐	☐	☐
	pm.	☐	☐	☐	☐	☐	☐	☐
	am.	☐	☐	☐	☐	☐	☐	☐
	am.	☐	☐	☐	☐	☐	☐	☐
	pm.	☐	☐	☐	☐	☐	☐	☐
	pm.	☐	☐	☐	☐	☐	☐	☐
	am.	☐	☐	☐	☐	☐	☐	☐
	am.	☐	☐	☐	☐	☐	☐	☐
	pm.	☐	☐	☐	☐	☐	☐	☐
	pm.	☐	☐	☐	☐	☐	☐	☐
	am.	☐	☐	☐	☐	☐	☐	☐
	am.	☐	☐	☐	☐	☐	☐	☐
	pm.	☐	☐	☐	☐	☐	☐	☐
	pm.	☐	☐	☐	☐	☐	☐	☐
	am.	☐	☐	☐	☐	☐	☐	☐
	am.	☐	☐	☐	☐	☐	☐	☐
	pm.	☐	☐	☐	☐	☐	☐	☐
	pm.	☐	☐	☐	☐	☐	☐	☐
	am.	☐	☐	☐	☐	☐	☐	☐
	am.	☐	☐	☐	☐	☐	☐	☐
	pm.	☐	☐	☐	☐	☐	☐	☐
	pm.	☐	☐	☐	☐	☐	☐	☐

Anmerkungen

Medikament & Tagesdosis	Zeit	M	D	M	D	F	S	S
	am.	☐	☐	☐	☐	☐	☐	☐
	am.	☐	☐	☐	☐	☐	☐	☐
	pm.	☐	☐	☐	☐	☐	☐	☐
	pm.	☐	☐	☐	☐	☐	☐	☐
	am.	☐	☐	☐	☐	☐	☐	☐
	am.	☐	☐	☐	☐	☐	☐	☐
	pm.	☐	☐	☐	☐	☐	☐	☐
	pm.	☐	☐	☐	☐	☐	☐	☐
	am.	☐	☐	☐	☐	☐	☐	☐
	am.	☐	☐	☐	☐	☐	☐	☐
	pm.	☐	☐	☐	☐	☐	☐	☐
	pm.	☐	☐	☐	☐	☐	☐	☐
	am.	☐	☐	☐	☐	☐	☐	☐
	am.	☐	☐	☐	☐	☐	☐	☐
	pm.	☐	☐	☐	☐	☐	☐	☐
	pm.	☐	☐	☐	☐	☐	☐	☐
	am.	☐	☐	☐	☐	☐	☐	☐
	am.	☐	☐	☐	☐	☐	☐	☐
	pm.	☐	☐	☐	☐	☐	☐	☐
	pm.	☐	☐	☐	☐	☐	☐	☐
	am.	☐	☐	☐	☐	☐	☐	☐
	am.	☐	☐	☐	☐	☐	☐	☐
	pm.	☐	☐	☐	☐	☐	☐	☐
	pm.	☐	☐	☐	☐	☐	☐	☐
	am.	☐	☐	☐	☐	☐	☐	☐
	am.	☐	☐	☐	☐	☐	☐	☐
	pm.	☐	☐	☐	☐	☐	☐	☐
	pm.	☐	☐	☐	☐	☐	☐	☐

Anmerkungen

Wochenbeginn: _____   **Ende der Woche:** _____

Medikament & Tagesdosis	Zeit	M	D	M	D	F	S	S
	am.	☐	☐	☐	☐	☐	☐	☐
	am.	☐	☐	☐	☐	☐	☐	☐
	pm.	☐	☐	☐	☐	☐	☐	☐
	pm.	☐	☐	☐	☐	☐	☐	☐
	am.	☐	☐	☐	☐	☐	☐	☐
	am.	☐	☐	☐	☐	☐	☐	☐
	pm.	☐	☐	☐	☐	☐	☐	☐
	pm.	☐	☐	☐	☐	☐	☐	☐
	am.	☐	☐	☐	☐	☐	☐	☐
	am.	☐	☐	☐	☐	☐	☐	☐
	pm.	☐	☐	☐	☐	☐	☐	☐
	pm.	☐	☐	☐	☐	☐	☐	☐
	am.	☐	☐	☐	☐	☐	☐	☐
	am.	☐	☐	☐	☐	☐	☐	☐
	pm.	☐	☐	☐	☐	☐	☐	☐
	pm.	☐	☐	☐	☐	☐	☐	☐
	am.	☐	☐	☐	☐	☐	☐	☐
	am.	☐	☐	☐	☐	☐	☐	☐
	pm.	☐	☐	☐	☐	☐	☐	☐
	pm.	☐	☐	☐	☐	☐	☐	☐
	am.	☐	☐	☐	☐	☐	☐	☐
	am.	☐	☐	☐	☐	☐	☐	☐
	pm.	☐	☐	☐	☐	☐	☐	☐
	pm.	☐	☐	☐	☐	☐	☐	☐

Anmerkungen

Wochenbeginn: _____   **Ende der Woche:** _____

Medikament & Tagesdosis	Zeit	M	D	M	D	F	S	S
	am.	☐	☐	☐	☐	☐	☐	☐
	am.	☐	☐	☐	☐	☐	☐	☐
	pm.	☐	☐	☐	☐	☐	☐	☐
	pm.	☐	☐	☐	☐	☐	☐	☐
	am.	☐	☐	☐	☐	☐	☐	☐
	am.	☐	☐	☐	☐	☐	☐	☐
	pm.	☐	☐	☐	☐	☐	☐	☐
	pm.	☐	☐	☐	☐	☐	☐	☐
	am.	☐	☐	☐	☐	☐	☐	☐
	am.	☐	☐	☐	☐	☐	☐	☐
	pm.	☐	☐	☐	☐	☐	☐	☐
	pm.	☐	☐	☐	☐	☐	☐	☐
	am.	☐	☐	☐	☐	☐	☐	☐
	am.	☐	☐	☐	☐	☐	☐	☐
	pm.	☐	☐	☐	☐	☐	☐	☐
	pm.	☐	☐	☐	☐	☐	☐	☐
	am.	☐	☐	☐	☐	☐	☐	☐
	am.	☐	☐	☐	☐	☐	☐	☐
	pm.	☐	☐	☐	☐	☐	☐	☐
	pm.	☐	☐	☐	☐	☐	☐	☐
	am.	☐	☐	☐	☐	☐	☐	☐
	am.	☐	☐	☐	☐	☐	☐	☐
	pm.	☐	☐	☐	☐	☐	☐	☐
	pm.	☐	☐	☐	☐	☐	☐	☐
	am.	☐	☐	☐	☐	☐	☐	☐
	am.	☐	☐	☐	☐	☐	☐	☐
	pm.	☐	☐	☐	☐	☐	☐	☐
	pm.	☐	☐	☐	☐	☐	☐	☐

Anmerkungen

Wochenbeginn: _____   **Ende der Woche:** _____

Medikament & Tagesdosis	Zeit	M	D	M	D	F	S	S
	am.	☐	☐	☐	☐	☐	☐	☐
	am.	☐	☐	☐	☐	☐	☐	☐
	pm.	☐	☐	☐	☐	☐	☐	☐
	pm.	☐	☐	☐	☐	☐	☐	☐
	am.	☐	☐	☐	☐	☐	☐	☐
	am.	☐	☐	☐	☐	☐	☐	☐
	pm.	☐	☐	☐	☐	☐	☐	☐
	pm.	☐	☐	☐	☐	☐	☐	☐
	am.	☐	☐	☐	☐	☐	☐	☐
	am.	☐	☐	☐	☐	☐	☐	☐
	pm.	☐	☐	☐	☐	☐	☐	☐
	pm.	☐	☐	☐	☐	☐	☐	☐
	am.	☐	☐	☐	☐	☐	☐	☐
	am.	☐	☐	☐	☐	☐	☐	☐
	pm.	☐	☐	☐	☐	☐	☐	☐
	pm.	☐	☐	☐	☐	☐	☐	☐
	am.	☐	☐	☐	☐	☐	☐	☐
	am.	☐	☐	☐	☐	☐	☐	☐
	pm.	☐	☐	☐	☐	☐	☐	☐
	pm.	☐	☐	☐	☐	☐	☐	☐
	am.	☐	☐	☐	☐	☐	☐	☐
	am.	☐	☐	☐	☐	☐	☐	☐
	pm.	☐	☐	☐	☐	☐	☐	☐
	pm.	☐	☐	☐	☐	☐	☐	☐
	am.	☐	☐	☐	☐	☐	☐	☐
	am.	☐	☐	☐	☐	☐	☐	☐
	pm.	☐	☐	☐	☐	☐	☐	☐
	pm.	☐	☐	☐	☐	☐	☐	☐

Anmerkungen

Wochenbeginn: _____   Ende der Woche: _____

Medikament & Tagesdosis	Zeit	M	D	M	D	F	S	S
	am.	☐	☐	☐	☐	☐	☐	☐
	am.	☐	☐	☐	☐	☐	☐	☐
	pm.	☐	☐	☐	☐	☐	☐	☐
	pm.	☐	☐	☐	☐	☐	☐	☐
	am.	☐	☐	☐	☐	☐	☐	☐
	am.	☐	☐	☐	☐	☐	☐	☐
	pm.	☐	☐	☐	☐	☐	☐	☐
	pm.	☐	☐	☐	☐	☐	☐	☐
	am.	☐	☐	☐	☐	☐	☐	☐
	am.	☐	☐	☐	☐	☐	☐	☐
	pm.	☐	☐	☐	☐	☐	☐	☐
	pm.	☐	☐	☐	☐	☐	☐	☐
	am.	☐	☐	☐	☐	☐	☐	☐
	am.	☐	☐	☐	☐	☐	☐	☐
	pm.	☐	☐	☐	☐	☐	☐	☐
	pm.	☐	☐	☐	☐	☐	☐	☐
	am.	☐	☐	☐	☐	☐	☐	☐
	am.	☐	☐	☐	☐	☐	☐	☐
	pm.	☐	☐	☐	☐	☐	☐	☐
	pm.	☐	☐	☐	☐	☐	☐	☐
	am.	☐	☐	☐	☐	☐	☐	☐
	am.	☐	☐	☐	☐	☐	☐	☐
	pm.	☐	☐	☐	☐	☐	☐	☐
	pm.	☐	☐	☐	☐	☐	☐	☐
	am.	☐	☐	☐	☐	☐	☐	☐
	am.	☐	☐	☐	☐	☐	☐	☐
	pm.	☐	☐	☐	☐	☐	☐	☐
	pm.	☐	☐	☐	☐	☐	☐	☐

Anmerkungen

Wochenbeginn: _____   **Ende der Woche:** _____

Medikament & Tagesdosis	Zeit	M	D	M	D	F	S	S
	am.	☐	☐	☐	☐	☐	☐	☐
	am.	☐	☐	☐	☐	☐	☐	☐
	pm.	☐	☐	☐	☐	☐	☐	☐
	pm.	☐	☐	☐	☐	☐	☐	☐
	am.	☐	☐	☐	☐	☐	☐	☐
	am.	☐	☐	☐	☐	☐	☐	☐
	pm.	☐	☐	☐	☐	☐	☐	☐
	pm.	☐	☐	☐	☐	☐	☐	☐
	am.	☐	☐	☐	☐	☐	☐	☐
	am.	☐	☐	☐	☐	☐	☐	☐
	pm.	☐	☐	☐	☐	☐	☐	☐
	pm.	☐	☐	☐	☐	☐	☐	☐
	am.	☐	☐	☐	☐	☐	☐	☐
	am.	☐	☐	☐	☐	☐	☐	☐
	pm.	☐	☐	☐	☐	☐	☐	☐
	pm.	☐	☐	☐	☐	☐	☐	☐
	am.	☐	☐	☐	☐	☐	☐	☐
	am.	☐	☐	☐	☐	☐	☐	☐
	pm.	☐	☐	☐	☐	☐	☐	☐
	pm.	☐	☐	☐	☐	☐	☐	☐
	am.	☐	☐	☐	☐	☐	☐	☐
	am.	☐	☐	☐	☐	☐	☐	☐
	pm.	☐	☐	☐	☐	☐	☐	☐
	pm.	☐	☐	☐	☐	☐	☐	☐
	am.	☐	☐	☐	☐	☐	☐	☐
	am.	☐	☐	☐	☐	☐	☐	☐
	pm.	☐	☐	☐	☐	☐	☐	☐
	pm.	☐	☐	☐	☐	☐	☐	☐

Anmerkungen

Wochenbeginn: _____   **Ende der Woche:** _____

Medikament & Tagesdosis	Zeit	M	D	M	D	F	S	S
	am.	☐	☐	☐	☐	☐	☐	☐
	am.	☐	☐	☐	☐	☐	☐	☐
	pm.	☐	☐	☐	☐	☐	☐	☐
	pm.	☐	☐	☐	☐	☐	☐	☐
	am.	☐	☐	☐	☐	☐	☐	☐
	am.	☐	☐	☐	☐	☐	☐	☐
	pm.	☐	☐	☐	☐	☐	☐	☐
	pm.	☐	☐	☐	☐	☐	☐	☐
	am.	☐	☐	☐	☐	☐	☐	☐
	am.	☐	☐	☐	☐	☐	☐	☐
	pm.	☐	☐	☐	☐	☐	☐	☐
	pm.	☐	☐	☐	☐	☐	☐	☐
	am.	☐	☐	☐	☐	☐	☐	☐
	am.	☐	☐	☐	☐	☐	☐	☐
	pm.	☐	☐	☐	☐	☐	☐	☐
	pm.	☐	☐	☐	☐	☐	☐	☐
	am.	☐	☐	☐	☐	☐	☐	☐
	am.	☐	☐	☐	☐	☐	☐	☐
	pm.	☐	☐	☐	☐	☐	☐	☐
	pm.	☐	☐	☐	☐	☐	☐	☐
	am.	☐	☐	☐	☐	☐	☐	☐
	am.	☐	☐	☐	☐	☐	☐	☐
	pm.	☐	☐	☐	☐	☐	☐	☐
	pm.	☐	☐	☐	☐	☐	☐	☐
	am.	☐	☐	☐	☐	☐	☐	☐
	am.	☐	☐	☐	☐	☐	☐	☐
	pm.	☐	☐	☐	☐	☐	☐	☐
	pm.	☐	☐	☐	☐	☐	☐	☐

Anmerkungen

Medikament & Tagesdosis	Zeit	M	D	M	D	F	S	S
	am.	☐	☐	☐	☐	☐	☐	☐
	am.	☐	☐	☐	☐	☐	☐	☐
	pm.	☐	☐	☐	☐	☐	☐	☐
	pm.	☐	☐	☐	☐	☐	☐	☐
	am.	☐	☐	☐	☐	☐	☐	☐
	am.	☐	☐	☐	☐	☐	☐	☐
	pm.	☐	☐	☐	☐	☐	☐	☐
	pm.	☐	☐	☐	☐	☐	☐	☐
	am.	☐	☐	☐	☐	☐	☐	☐
	am.	☐	☐	☐	☐	☐	☐	☐
	pm.	☐	☐	☐	☐	☐	☐	☐
	pm.	☐	☐	☐	☐	☐	☐	☐
	am.	☐	☐	☐	☐	☐	☐	☐
	am.	☐	☐	☐	☐	☐	☐	☐
	pm.	☐	☐	☐	☐	☐	☐	☐
	pm.	☐	☐	☐	☐	☐	☐	☐
	am.	☐	☐	☐	☐	☐	☐	☐
	am.	☐	☐	☐	☐	☐	☐	☐
	pm.	☐	☐	☐	☐	☐	☐	☐
	pm.	☐	☐	☐	☐	☐	☐	☐
	am.	☐	☐	☐	☐	☐	☐	☐
	am.	☐	☐	☐	☐	☐	☐	☐
	pm.	☐	☐	☐	☐	☐	☐	☐
	pm.	☐	☐	☐	☐	☐	☐	☐
	am.	☐	☐	☐	☐	☐	☐	☐
	am.	☐	☐	☐	☐	☐	☐	☐
	pm.	☐	☐	☐	☐	☐	☐	☐
	pm.	☐	☐	☐	☐	☐	☐	☐

Anmerkungen

Wochenbeginn: _____   **Ende der Woche:** _____

Medikament & Tagesdosis	Zeit	M	D	M	D	F	S	S
	am.	☐	☐	☐	☐	☐	☐	☐
	am.	☐	☐	☐	☐	☐	☐	☐
	pm.	☐	☐	☐	☐	☐	☐	☐
	pm.	☐	☐	☐	☐	☐	☐	☐
	am.	☐	☐	☐	☐	☐	☐	☐
	am.	☐	☐	☐	☐	☐	☐	☐
	pm.	☐	☐	☐	☐	☐	☐	☐
	pm.	☐	☐	☐	☐	☐	☐	☐
	am.	☐	☐	☐	☐	☐	☐	☐
	am.	☐	☐	☐	☐	☐	☐	☐
	pm.	☐	☐	☐	☐	☐	☐	☐
	pm.	☐	☐	☐	☐	☐	☐	☐
	am.	☐	☐	☐	☐	☐	☐	☐
	am.	☐	☐	☐	☐	☐	☐	☐
	pm.	☐	☐	☐	☐	☐	☐	☐
	pm.	☐	☐	☐	☐	☐	☐	☐
	am.	☐	☐	☐	☐	☐	☐	☐
	am.	☐	☐	☐	☐	☐	☐	☐
	pm.	☐	☐	☐	☐	☐	☐	☐
	pm.	☐	☐	☐	☐	☐	☐	☐
	am.	☐	☐	☐	☐	☐	☐	☐
	am.	☐	☐	☐	☐	☐	☐	☐
	pm.	☐	☐	☐	☐	☐	☐	☐
	pm.	☐	☐	☐	☐	☐	☐	☐
	am.	☐	☐	☐	☐	☐	☐	☐
	am.	☐	☐	☐	☐	☐	☐	☐
	pm.	☐	☐	☐	☐	☐	☐	☐
	pm.	☐	☐	☐	☐	☐	☐	☐

Anmerkungen

Wochenbeginn: _____   **Ende der Woche:** _____

Medikament & Tagesdosis	Zeit	M	D	M	D	F	S	S
	am.	☐	☐	☐	☐	☐	☐	☐
	am.	☐	☐	☐	☐	☐	☐	☐
	pm.	☐	☐	☐	☐	☐	☐	☐
	pm.	☐	☐	☐	☐	☐	☐	☐
	am.	☐	☐	☐	☐	☐	☐	☐
	am.	☐	☐	☐	☐	☐	☐	☐
	pm.	☐	☐	☐	☐	☐	☐	☐
	pm.	☐	☐	☐	☐	☐	☐	☐
	am.	☐	☐	☐	☐	☐	☐	☐
	am.	☐	☐	☐	☐	☐	☐	☐
	pm.	☐	☐	☐	☐	☐	☐	☐
	pm.	☐	☐	☐	☐	☐	☐	☐
	am.	☐	☐	☐	☐	☐	☐	☐
	am.	☐	☐	☐	☐	☐	☐	☐
	pm.	☐	☐	☐	☐	☐	☐	☐
	pm.	☐	☐	☐	☐	☐	☐	☐
	am.	☐	☐	☐	☐	☐	☐	☐
	am.	☐	☐	☐	☐	☐	☐	☐
	pm.	☐	☐	☐	☐	☐	☐	☐
	pm.	☐	☐	☐	☐	☐	☐	☐
	am.	☐	☐	☐	☐	☐	☐	☐
	am.	☐	☐	☐	☐	☐	☐	☐
	pm.	☐	☐	☐	☐	☐	☐	☐
	pm.	☐	☐	☐	☐	☐	☐	☐
	am.	☐	☐	☐	☐	☐	☐	☐
	am.	☐	☐	☐	☐	☐	☐	☐
	pm.	☐	☐	☐	☐	☐	☐	☐
	pm.	☐	☐	☐	☐	☐	☐	☐

Anmerkungen

Wochenbeginn: _____   Ende der Woche: _____

Medikament & Tagesdosis	Zeit	M	D	M	D	F	S	S
	am.	☐	☐	☐	☐	☐	☐	☐
	am.	☐	☐	☐	☐	☐	☐	☐
	pm.	☐	☐	☐	☐	☐	☐	☐
	pm.	☐	☐	☐	☐	☐	☐	☐
	am.	☐	☐	☐	☐	☐	☐	☐
	am.	☐	☐	☐	☐	☐	☐	☐
	pm.	☐	☐	☐	☐	☐	☐	☐
	pm.	☐	☐	☐	☐	☐	☐	☐
	am.	☐	☐	☐	☐	☐	☐	☐
	am.	☐	☐	☐	☐	☐	☐	☐
	pm.	☐	☐	☐	☐	☐	☐	☐
	pm.	☐	☐	☐	☐	☐	☐	☐
	am.	☐	☐	☐	☐	☐	☐	☐
	am.	☐	☐	☐	☐	☐	☐	☐
	pm.	☐	☐	☐	☐	☐	☐	☐
	pm.	☐	☐	☐	☐	☐	☐	☐
	am.	☐	☐	☐	☐	☐	☐	☐
	am.	☐	☐	☐	☐	☐	☐	☐
	pm.	☐	☐	☐	☐	☐	☐	☐
	pm.	☐	☐	☐	☐	☐	☐	☐
	am.	☐	☐	☐	☐	☐	☐	☐
	am.	☐	☐	☐	☐	☐	☐	☐
	pm.	☐	☐	☐	☐	☐	☐	☐
	pm.	☐	☐	☐	☐	☐	☐	☐
	am.	☐	☐	☐	☐	☐	☐	☐
	am.	☐	☐	☐	☐	☐	☐	☐
	pm.	☐	☐	☐	☐	☐	☐	☐
	pm.	☐	☐	☐	☐	☐	☐	☐

Anmerkungen

Wochenbeginn: _____   **Ende der Woche:** _____

Medikament & Tagesdosis	Zeit	M	D	M	D	F	S	S
	am.	☐	☐	☐	☐	☐	☐	☐
	am.	☐	☐	☐	☐	☐	☐	☐
	pm.	☐	☐	☐	☐	☐	☐	☐
	pm.	☐	☐	☐	☐	☐	☐	☐
	am.	☐	☐	☐	☐	☐	☐	☐
	am.	☐	☐	☐	☐	☐	☐	☐
	pm.	☐	☐	☐	☐	☐	☐	☐
	pm.	☐	☐	☐	☐	☐	☐	☐
	am.	☐	☐	☐	☐	☐	☐	☐
	am.	☐	☐	☐	☐	☐	☐	☐
	pm.	☐	☐	☐	☐	☐	☐	☐
	pm.	☐	☐	☐	☐	☐	☐	☐
	am.	☐	☐	☐	☐	☐	☐	☐
	am.	☐	☐	☐	☐	☐	☐	☐
	pm.	☐	☐	☐	☐	☐	☐	☐
	pm.	☐	☐	☐	☐	☐	☐	☐
	am.	☐	☐	☐	☐	☐	☐	☐
	am.	☐	☐	☐	☐	☐	☐	☐
	pm.	☐	☐	☐	☐	☐	☐	☐
	pm.	☐	☐	☐	☐	☐	☐	☐
	am.	☐	☐	☐	☐	☐	☐	☐
	am.	☐	☐	☐	☐	☐	☐	☐
	pm.	☐	☐	☐	☐	☐	☐	☐
	pm.	☐	☐	☐	☐	☐	☐	☐
	am.	☐	☐	☐	☐	☐	☐	☐
	am.	☐	☐	☐	☐	☐	☐	☐
	pm.	☐	☐	☐	☐	☐	☐	☐
	pm.	☐	☐	☐	☐	☐	☐	☐

Anmerkungen

Wochenbeginn: _____   **Ende der Woche:** _____

Medikament & Tagesdosis	Zeit	M	D	M	D	F	S	S
	am.	☐	☐	☐	☐	☐	☐	☐
	am.	☐	☐	☐	☐	☐	☐	☐
	pm.	☐	☐	☐	☐	☐	☐	☐
	pm.	☐	☐	☐	☐	☐	☐	☐
	am.	☐	☐	☐	☐	☐	☐	☐
	am.	☐	☐	☐	☐	☐	☐	☐
	pm.	☐	☐	☐	☐	☐	☐	☐
	pm.	☐	☐	☐	☐	☐	☐	☐
	am.	☐	☐	☐	☐	☐	☐	☐
	am.	☐	☐	☐	☐	☐	☐	☐
	pm.	☐	☐	☐	☐	☐	☐	☐
	pm.	☐	☐	☐	☐	☐	☐	☐
	am.	☐	☐	☐	☐	☐	☐	☐
	am.	☐	☐	☐	☐	☐	☐	☐
	pm.	☐	☐	☐	☐	☐	☐	☐
	pm.	☐	☐	☐	☐	☐	☐	☐
	am.	☐	☐	☐	☐	☐	☐	☐
	am.	☐	☐	☐	☐	☐	☐	☐
	pm.	☐	☐	☐	☐	☐	☐	☐
	pm.	☐	☐	☐	☐	☐	☐	☐
	am.	☐	☐	☐	☐	☐	☐	☐
	am.	☐	☐	☐	☐	☐	☐	☐
	pm.	☐	☐	☐	☐	☐	☐	☐
	pm.	☐	☐	☐	☐	☐	☐	☐
	am.	☐	☐	☐	☐	☐	☐	☐
	am.	☐	☐	☐	☐	☐	☐	☐
	pm.	☐	☐	☐	☐	☐	☐	☐
	pm.	☐	☐	☐	☐	☐	☐	☐

Anmerkungen

Wochenbeginn: _____   **Ende der Woche:** _____

Medikament & Tagesdosis	Zeit	M	D	M	D	F	S	S
	am.	☐	☐	☐	☐	☐	☐	☐
	am.	☐	☐	☐	☐	☐	☐	☐
	pm.	☐	☐	☐	☐	☐	☐	☐
	pm.	☐	☐	☐	☐	☐	☐	☐
	am.	☐	☐	☐	☐	☐	☐	☐
	am.	☐	☐	☐	☐	☐	☐	☐
	pm.	☐	☐	☐	☐	☐	☐	☐
	pm.	☐	☐	☐	☐	☐	☐	☐
	am.	☐	☐	☐	☐	☐	☐	☐
	am.	☐	☐	☐	☐	☐	☐	☐
	pm.	☐	☐	☐	☐	☐	☐	☐
	pm.	☐	☐	☐	☐	☐	☐	☐
	am.	☐	☐	☐	☐	☐	☐	☐
	am.	☐	☐	☐	☐	☐	☐	☐
	pm.	☐	☐	☐	☐	☐	☐	☐
	pm.	☐	☐	☐	☐	☐	☐	☐
	am.	☐	☐	☐	☐	☐	☐	☐
	am.	☐	☐	☐	☐	☐	☐	☐
	pm.	☐	☐	☐	☐	☐	☐	☐
	pm.	☐	☐	☐	☐	☐	☐	☐
	am.	☐	☐	☐	☐	☐	☐	☐
	am.	☐	☐	☐	☐	☐	☐	☐
	pm.	☐	☐	☐	☐	☐	☐	☐
	pm.	☐	☐	☐	☐	☐	☐	☐
	am.	☐	☐	☐	☐	☐	☐	☐

Anmerkungen

Wochenbeginn: _____   Ende der Woche: _____

Medikament & Tagesdosis	Zeit	M	D	M	D	F	S	S
	am.	☐	☐	☐	☐	☐	☐	☐
	am.	☐	☐	☐	☐	☐	☐	☐
	pm.	☐	☐	☐	☐	☐	☐	☐
	pm.	☐	☐	☐	☐	☐	☐	☐
	am.	☐	☐	☐	☐	☐	☐	☐
	am.	☐	☐	☐	☐	☐	☐	☐
	pm.	☐	☐	☐	☐	☐	☐	☐
	pm.	☐	☐	☐	☐	☐	☐	☐
	am.	☐	☐	☐	☐	☐	☐	☐
	am.	☐	☐	☐	☐	☐	☐	☐
	pm.	☐	☐	☐	☐	☐	☐	☐
	pm.	☐	☐	☐	☐	☐	☐	☐
	am.	☐	☐	☐	☐	☐	☐	☐
	am.	☐	☐	☐	☐	☐	☐	☐
	pm.	☐	☐	☐	☐	☐	☐	☐
	pm.	☐	☐	☐	☐	☐	☐	☐
	am.	☐	☐	☐	☐	☐	☐	☐
	am.	☐	☐	☐	☐	☐	☐	☐
	pm.	☐	☐	☐	☐	☐	☐	☐
	pm.	☐	☐	☐	☐	☐	☐	☐
	am.	☐	☐	☐	☐	☐	☐	☐
	am.	☐	☐	☐	☐	☐	☐	☐
	pm.	☐	☐	☐	☐	☐	☐	☐
	pm.	☐	☐	☐	☐	☐	☐	☐
	am.	☐	☐	☐	☐	☐	☐	☐
	am.	☐	☐	☐	☐	☐	☐	☐
	pm.	☐	☐	☐	☐	☐	☐	☐
	pm.	☐	☐	☐	☐	☐	☐	☐

Anmerkungen

Wochenbeginn: _____   **Ende der Woche:** _____

Medikament & Tagesdosis	Zeit	M	D	M	D	F	S	S
	am.	☐	☐	☐	☐	☐	☐	☐
	am.	☐	☐	☐	☐	☐	☐	☐
	pm.	☐	☐	☐	☐	☐	☐	☐
	pm.	☐	☐	☐	☐	☐	☐	☐
	am.	☐	☐	☐	☐	☐	☐	☐
	am.	☐	☐	☐	☐	☐	☐	☐
	pm.	☐	☐	☐	☐	☐	☐	☐
	pm.	☐	☐	☐	☐	☐	☐	☐
	am.	☐	☐	☐	☐	☐	☐	☐
	am.	☐	☐	☐	☐	☐	☐	☐
	pm.	☐	☐	☐	☐	☐	☐	☐
	pm.	☐	☐	☐	☐	☐	☐	☐
	am.	☐	☐	☐	☐	☐	☐	☐
	am.	☐	☐	☐	☐	☐	☐	☐
	pm.	☐	☐	☐	☐	☐	☐	☐
	pm.	☐	☐	☐	☐	☐	☐	☐
	am.	☐	☐	☐	☐	☐	☐	☐
	am.	☐	☐	☐	☐	☐	☐	☐
	pm.	☐	☐	☐	☐	☐	☐	☐
	pm.	☐	☐	☐	☐	☐	☐	☐
	am.	☐	☐	☐	☐	☐	☐	☐
	am.	☐	☐	☐	☐	☐	☐	☐
	pm.	☐	☐	☐	☐	☐	☐	☐
	pm.	☐	☐	☐	☐	☐	☐	☐
	am.	☐	☐	☐	☐	☐	☐	☐
	am.	☐	☐	☐	☐	☐	☐	☐
	pm.	☐	☐	☐	☐	☐	☐	☐
	pm.	☐	☐	☐	☐	☐	☐	☐

Anmerkungen

Wochenbeginn: _____   **Ende der Woche:** _____

Medikament & Tagesdosis	Zeit	M	D	M	D	F	S	S
	am.	☐	☐	☐	☐	☐	☐	☐
	am.	☐	☐	☐	☐	☐	☐	☐
	pm.	☐	☐	☐	☐	☐	☐	☐
	pm.	☐	☐	☐	☐	☐	☐	☐
	am.	☐	☐	☐	☐	☐	☐	☐
	am.	☐	☐	☐	☐	☐	☐	☐
	pm.	☐	☐	☐	☐	☐	☐	☐
	pm.	☐	☐	☐	☐	☐	☐	☐
	am.	☐	☐	☐	☐	☐	☐	☐
	am.	☐	☐	☐	☐	☐	☐	☐
	pm.	☐	☐	☐	☐	☐	☐	☐
	pm.	☐	☐	☐	☐	☐	☐	☐
	am.	☐	☐	☐	☐	☐	☐	☐
	am.	☐	☐	☐	☐	☐	☐	☐
	pm.	☐	☐	☐	☐	☐	☐	☐
	pm.	☐	☐	☐	☐	☐	☐	☐
	am.	☐	☐	☐	☐	☐	☐	☐
	am.	☐	☐	☐	☐	☐	☐	☐
	pm.	☐	☐	☐	☐	☐	☐	☐
	pm.	☐	☐	☐	☐	☐	☐	☐
	am.	☐	☐	☐	☐	☐	☐	☐
	am.	☐	☐	☐	☐	☐	☐	☐
	pm.	☐	☐	☐	☐	☐	☐	☐
	pm.	☐	☐	☐	☐	☐	☐	☐
	am.	☐	☐	☐	☐	☐	☐	☐
	am.	☐	☐	☐	☐	☐	☐	☐
	pm.	☐	☐	☐	☐	☐	☐	☐
	pm.	☐	☐	☐	☐	☐	☐	☐

Anmerkungen

Wochenbeginn: _____   **Ende der Woche:** _____

Medikament & Tagesdosis	Zeit	M	D	M	D	F	S	S
	am.	☐	☐	☐	☐	☐	☐	☐
	am.	☐	☐	☐	☐	☐	☐	☐
	pm.	☐	☐	☐	☐	☐	☐	☐
	pm.	☐	☐	☐	☐	☐	☐	☐
	am.	☐	☐	☐	☐	☐	☐	☐
	am.	☐	☐	☐	☐	☐	☐	☐
	pm.	☐	☐	☐	☐	☐	☐	☐
	pm.	☐	☐	☐	☐	☐	☐	☐
	am.	☐	☐	☐	☐	☐	☐	☐
	am.	☐	☐	☐	☐	☐	☐	☐
	pm.	☐	☐	☐	☐	☐	☐	☐
	pm.	☐	☐	☐	☐	☐	☐	☐
	am.	☐	☐	☐	☐	☐	☐	☐
	am.	☐	☐	☐	☐	☐	☐	☐
	pm.	☐	☐	☐	☐	☐	☐	☐
	pm.	☐	☐	☐	☐	☐	☐	☐
	am.	☐	☐	☐	☐	☐	☐	☐
	am.	☐	☐	☐	☐	☐	☐	☐
	pm.	☐	☐	☐	☐	☐	☐	☐
	pm.	☐	☐	☐	☐	☐	☐	☐
	am.	☐	☐	☐	☐	☐	☐	☐
	am.	☐	☐	☐	☐	☐	☐	☐
	pm.	☐	☐	☐	☐	☐	☐	☐
	pm.	☐	☐	☐	☐	☐	☐	☐
	am.	☐	☐	☐	☐	☐	☐	☐
	am.	☐	☐	☐	☐	☐	☐	☐
	pm.	☐	☐	☐	☐	☐	☐	☐
	pm.	☐	☐	☐	☐	☐	☐	☐

Anmerkungen

Wochenbeginn: _____   **Ende der Woche:** _____

Medikament & Tagesdosis	Zeit	M	D	M	D	F	S	S
	am.	☐	☐	☐	☐	☐	☐	☐
	am.	☐	☐	☐	☐	☐	☐	☐
	pm.	☐	☐	☐	☐	☐	☐	☐
	pm.	☐	☐	☐	☐	☐	☐	☐
	am.	☐	☐	☐	☐	☐	☐	☐
	am.	☐	☐	☐	☐	☐	☐	☐
	pm.	☐	☐	☐	☐	☐	☐	☐
	pm.	☐	☐	☐	☐	☐	☐	☐
	am.	☐	☐	☐	☐	☐	☐	☐
	am.	☐	☐	☐	☐	☐	☐	☐
	pm.	☐	☐	☐	☐	☐	☐	☐
	pm.	☐	☐	☐	☐	☐	☐	☐
	am.	☐	☐	☐	☐	☐	☐	☐
	am.	☐	☐	☐	☐	☐	☐	☐
	pm.	☐	☐	☐	☐	☐	☐	☐
	pm.	☐	☐	☐	☐	☐	☐	☐
	am.	☐	☐	☐	☐	☐	☐	☐
	am.	☐	☐	☐	☐	☐	☐	☐
	pm.	☐	☐	☐	☐	☐	☐	☐
	pm.	☐	☐	☐	☐	☐	☐	☐
	am.	☐	☐	☐	☐	☐	☐	☐
	am.	☐	☐	☐	☐	☐	☐	☐
	pm.	☐	☐	☐	☐	☐	☐	☐
	pm.	☐	☐	☐	☐	☐	☐	☐
	am.	☐	☐	☐	☐	☐	☐	☐
	am.	☐	☐	☐	☐	☐	☐	☐
	pm.	☐	☐	☐	☐	☐	☐	☐
	pm.	☐	☐	☐	☐	☐	☐	☐

Anmerkungen

Wochenbeginn: _____   **Ende der Woche:** _____

Medikament & Tagesdosis	Zeit	M	D	M	D	F	S	S
	am.	☐	☐	☐	☐	☐	☐	☐
	am.	☐	☐	☐	☐	☐	☐	☐
	pm.	☐	☐	☐	☐	☐	☐	☐
	pm.	☐	☐	☐	☐	☐	☐	☐
	am.	☐	☐	☐	☐	☐	☐	☐
	am.	☐	☐	☐	☐	☐	☐	☐
	pm.	☐	☐	☐	☐	☐	☐	☐
	pm.	☐	☐	☐	☐	☐	☐	☐
	am.	☐	☐	☐	☐	☐	☐	☐
	am.	☐	☐	☐	☐	☐	☐	☐
	pm.	☐	☐	☐	☐	☐	☐	☐
	pm.	☐	☐	☐	☐	☐	☐	☐
	am.	☐	☐	☐	☐	☐	☐	☐
	am.	☐	☐	☐	☐	☐	☐	☐
	pm.	☐	☐	☐	☐	☐	☐	☐
	pm.	☐	☐	☐	☐	☐	☐	☐
	am.	☐	☐	☐	☐	☐	☐	☐
	am.	☐	☐	☐	☐	☐	☐	☐
	pm.	☐	☐	☐	☐	☐	☐	☐
	pm.	☐	☐	☐	☐	☐	☐	☐
	am.	☐	☐	☐	☐	☐	☐	☐
	am.	☐	☐	☐	☐	☐	☐	☐
	pm.	☐	☐	☐	☐	☐	☐	☐
	pm.	☐	☐	☐	☐	☐	☐	☐
	am.	☐	☐	☐	☐	☐	☐	☐
	am.	☐	☐	☐	☐	☐	☐	☐
	pm.	☐	☐	☐	☐	☐	☐	☐
	pm.	☐	☐	☐	☐	☐	☐	☐

Anmerkungen

Wochenbeginn: _____   **Ende der Woche:** _____

Medikament & Tagesdosis	Zeit	M	D	M	D	F	S	S
	am.	☐	☐	☐	☐	☐	☐	☐
	am.	☐	☐	☐	☐	☐	☐	☐
	pm.	☐	☐	☐	☐	☐	☐	☐
	pm.	☐	☐	☐	☐	☐	☐	☐
	am.	☐	☐	☐	☐	☐	☐	☐
	am.	☐	☐	☐	☐	☐	☐	☐
	pm.	☐	☐	☐	☐	☐	☐	☐
	pm.	☐	☐	☐	☐	☐	☐	☐
	am.	☐	☐	☐	☐	☐	☐	☐
	am.	☐	☐	☐	☐	☐	☐	☐
	pm.	☐	☐	☐	☐	☐	☐	☐
	pm.	☐	☐	☐	☐	☐	☐	☐
	am.	☐	☐	☐	☐	☐	☐	☐
	am.	☐	☐	☐	☐	☐	☐	☐
	pm.	☐	☐	☐	☐	☐	☐	☐
	pm.	☐	☐	☐	☐	☐	☐	☐
	am.	☐	☐	☐	☐	☐	☐	☐
	am.	☐	☐	☐	☐	☐	☐	☐
	pm.	☐	☐	☐	☐	☐	☐	☐
	pm.	☐	☐	☐	☐	☐	☐	☐
	am.	☐	☐	☐	☐	☐	☐	☐
	am.	☐	☐	☐	☐	☐	☐	☐
	pm.	☐	☐	☐	☐	☐	☐	☐
	pm.	☐	☐	☐	☐	☐	☐	☐
	am.	☐	☐	☐	☐	☐	☐	☐
	am.	☐	☐	☐	☐	☐	☐	☐
	pm.	☐	☐	☐	☐	☐	☐	☐
	pm.	☐	☐	☐	☐	☐	☐	☐

Anmerkungen

Wochenbeginn: _____   **Ende der Woche:** _____

Medikament & Tagesdosis	Zeit	M	D	M	D	F	S	S
	am.	☐	☐	☐	☐	☐	☐	☐
	am.	☐	☐	☐	☐	☐	☐	☐
	pm.	☐	☐	☐	☐	☐	☐	☐
	pm.	☐	☐	☐	☐	☐	☐	☐
	am.	☐	☐	☐	☐	☐	☐	☐
	am.	☐	☐	☐	☐	☐	☐	☐
	pm.	☐	☐	☐	☐	☐	☐	☐
	pm.	☐	☐	☐	☐	☐	☐	☐
	am.	☐	☐	☐	☐	☐	☐	☐
	am.	☐	☐	☐	☐	☐	☐	☐
	pm.	☐	☐	☐	☐	☐	☐	☐
	pm.	☐	☐	☐	☐	☐	☐	☐
	am.	☐	☐	☐	☐	☐	☐	☐
	am.	☐	☐	☐	☐	☐	☐	☐
	pm.	☐	☐	☐	☐	☐	☐	☐
	pm.	☐	☐	☐	☐	☐	☐	☐
	am.	☐	☐	☐	☐	☐	☐	☐
	am.	☐	☐	☐	☐	☐	☐	☐
	pm.	☐	☐	☐	☐	☐	☐	☐
	pm.	☐	☐	☐	☐	☐	☐	☐
	am.	☐	☐	☐	☐	☐	☐	☐
	am.	☐	☐	☐	☐	☐	☐	☐
	pm.	☐	☐	☐	☐	☐	☐	☐
	pm.	☐	☐	☐	☐	☐	☐	☐
	am.	☐	☐	☐	☐	☐	☐	☐
	am.	☐	☐	☐	☐	☐	☐	☐
	pm.	☐	☐	☐	☐	☐	☐	☐
	pm.	☐	☐	☐	☐	☐	☐	☐

Anmerkungen

Wochenbeginn: _____   **Ende der Woche:** _____

Medikament & Tagesdosis	Zeit	M	D	M	D	F	S	S
	am.	☐	☐	☐	☐	☐	☐	☐
	am.	☐	☐	☐	☐	☐	☐	☐
	pm.	☐	☐	☐	☐	☐	☐	☐
	pm.	☐	☐	☐	☐	☐	☐	☐
	am.	☐	☐	☐	☐	☐	☐	☐
	am.	☐	☐	☐	☐	☐	☐	☐
	pm.	☐	☐	☐	☐	☐	☐	☐
	pm.	☐	☐	☐	☐	☐	☐	☐
	am.	☐	☐	☐	☐	☐	☐	☐
	am.	☐	☐	☐	☐	☐	☐	☐
	pm.	☐	☐	☐	☐	☐	☐	☐
	pm.	☐	☐	☐	☐	☐	☐	☐
	am.	☐	☐	☐	☐	☐	☐	☐
	am.	☐	☐	☐	☐	☐	☐	☐
	pm.	☐	☐	☐	☐	☐	☐	☐
	pm.	☐	☐	☐	☐	☐	☐	☐
	am.	☐	☐	☐	☐	☐	☐	☐
	am.	☐	☐	☐	☐	☐	☐	☐
	pm.	☐	☐	☐	☐	☐	☐	☐
	pm.	☐	☐	☐	☐	☐	☐	☐
	am.	☐	☐	☐	☐	☐	☐	☐
	am.	☐	☐	☐	☐	☐	☐	☐
	pm.	☐	☐	☐	☐	☐	☐	☐
	pm.	☐	☐	☐	☐	☐	☐	☐
	am.	☐	☐	☐	☐	☐	☐	☐
	am.	☐	☐	☐	☐	☐	☐	☐
	pm.	☐	☐	☐	☐	☐	☐	☐
	pm.	☐	☐	☐	☐	☐	☐	☐

Anmerkungen

Wochenbeginn: _____   **Ende der Woche:** _____

Medikament & Tagesdosis	Zeit	M	D	M	D	F	S	S
	am.	☐	☐	☐	☐	☐	☐	☐
	am.	☐	☐	☐	☐	☐	☐	☐
	pm.	☐	☐	☐	☐	☐	☐	☐
	pm.	☐	☐	☐	☐	☐	☐	☐
	am.	☐	☐	☐	☐	☐	☐	☐
	am.	☐	☐	☐	☐	☐	☐	☐
	pm.	☐	☐	☐	☐	☐	☐	☐
	pm.	☐	☐	☐	☐	☐	☐	☐
	am.	☐	☐	☐	☐	☐	☐	☐
	am.	☐	☐	☐	☐	☐	☐	☐
	pm.	☐	☐	☐	☐	☐	☐	☐
	pm.	☐	☐	☐	☐	☐	☐	☐
	am.	☐	☐	☐	☐	☐	☐	☐
	am.	☐	☐	☐	☐	☐	☐	☐
	pm.	☐	☐	☐	☐	☐	☐	☐
	pm.	☐	☐	☐	☐	☐	☐	☐
	am.	☐	☐	☐	☐	☐	☐	☐
	am.	☐	☐	☐	☐	☐	☐	☐
	pm.	☐	☐	☐	☐	☐	☐	☐
	pm.	☐	☐	☐	☐	☐	☐	☐
	am.	☐	☐	☐	☐	☐	☐	☐
	am.	☐	☐	☐	☐	☐	☐	☐
	pm.	☐	☐	☐	☐	☐	☐	☐
	pm.	☐	☐	☐	☐	☐	☐	☐
	am.	☐	☐	☐	☐	☐	☐	☐
	am.	☐	☐	☐	☐	☐	☐	☐
	pm.	☐	☐	☐	☐	☐	☐	☐
	pm.	☐	☐	☐	☐	☐	☐	☐

Anmerkungen

Wochenbeginn: _____   **Ende der Woche:** _____

Medikament & Tagesdosis	Zeit	M	D	M	D	F	S	S
	am.	☐	☐	☐	☐	☐	☐	☐
	am.	☐	☐	☐	☐	☐	☐	☐
	pm.	☐	☐	☐	☐	☐	☐	☐
	pm.	☐	☐	☐	☐	☐	☐	☐
	am.	☐	☐	☐	☐	☐	☐	☐
	am.	☐	☐	☐	☐	☐	☐	☐
	pm.	☐	☐	☐	☐	☐	☐	☐
	pm.	☐	☐	☐	☐	☐	☐	☐
	am.	☐	☐	☐	☐	☐	☐	☐
	am.	☐	☐	☐	☐	☐	☐	☐
	pm.	☐	☐	☐	☐	☐	☐	☐
	pm.	☐	☐	☐	☐	☐	☐	☐
	am.	☐	☐	☐	☐	☐	☐	☐
	am.	☐	☐	☐	☐	☐	☐	☐
	pm.	☐	☐	☐	☐	☐	☐	☐
	pm.	☐	☐	☐	☐	☐	☐	☐
	am.	☐	☐	☐	☐	☐	☐	☐
	am.	☐	☐	☐	☐	☐	☐	☐
	pm.	☐	☐	☐	☐	☐	☐	☐
	pm.	☐	☐	☐	☐	☐	☐	☐
	am.	☐	☐	☐	☐	☐	☐	☐
	am.	☐	☐	☐	☐	☐	☐	☐
	pm.	☐	☐	☐	☐	☐	☐	☐
	pm.	☐	☐	☐	☐	☐	☐	☐
	am.	☐	☐	☐	☐	☐	☐	☐
	am.	☐	☐	☐	☐	☐	☐	☐
	pm.	☐	☐	☐	☐	☐	☐	☐
	pm.	☐	☐	☐	☐	☐	☐	☐

Anmerkungen

Wochenbeginn: _____ **Ende der Woche:** _____

Medikament & Tagesdosis	Zeit	M	D	M	D	F	S	S
	am.	☐	☐	☐	☐	☐	☐	☐
	am.	☐	☐	☐	☐	☐	☐	☐
	pm.	☐	☐	☐	☐	☐	☐	☐
	pm.	☐	☐	☐	☐	☐	☐	☐
	am.	☐	☐	☐	☐	☐	☐	☐
	am.	☐	☐	☐	☐	☐	☐	☐
	pm.	☐	☐	☐	☐	☐	☐	☐
	pm.	☐	☐	☐	☐	☐	☐	☐
	am.	☐	☐	☐	☐	☐	☐	☐
	am.	☐	☐	☐	☐	☐	☐	☐
	pm.	☐	☐	☐	☐	☐	☐	☐
	pm.	☐	☐	☐	☐	☐	☐	☐
	am.	☐	☐	☐	☐	☐	☐	☐
	am.	☐	☐	☐	☐	☐	☐	☐
	pm.	☐	☐	☐	☐	☐	☐	☐
	pm.	☐	☐	☐	☐	☐	☐	☐
	am.	☐	☐	☐	☐	☐	☐	☐
	am.	☐	☐	☐	☐	☐	☐	☐
	pm.	☐	☐	☐	☐	☐	☐	☐
	pm.	☐	☐	☐	☐	☐	☐	☐
	am.	☐	☐	☐	☐	☐	☐	☐
	am.	☐	☐	☐	☐	☐	☐	☐
	pm.	☐	☐	☐	☐	☐	☐	☐
	pm.	☐	☐	☐	☐	☐	☐	☐
	am.	☐	☐	☐	☐	☐	☐	☐
	am.	☐	☐	☐	☐	☐	☐	☐
	pm.	☐	☐	☐	☐	☐	☐	☐
	pm.	☐	☐	☐	☐	☐	☐	☐

Anmerkungen

Wochenbeginn: _____   **Ende der Woche:** _____

Medikament & Tagesdosis	Zeit	M	D	M	D	F	S	S
	am.	☐	☐	☐	☐	☐	☐	☐
	am.	☐	☐	☐	☐	☐	☐	☐
	pm.	☐	☐	☐	☐	☐	☐	☐
	pm.	☐	☐	☐	☐	☐	☐	☐
	am.	☐	☐	☐	☐	☐	☐	☐
	am.	☐	☐	☐	☐	☐	☐	☐
	pm.	☐	☐	☐	☐	☐	☐	☐
	pm.	☐	☐	☐	☐	☐	☐	☐
	am.	☐	☐	☐	☐	☐	☐	☐
	am.	☐	☐	☐	☐	☐	☐	☐
	pm.	☐	☐	☐	☐	☐	☐	☐
	pm.	☐	☐	☐	☐	☐	☐	☐
	am.	☐	☐	☐	☐	☐	☐	☐
	am.	☐	☐	☐	☐	☐	☐	☐
	pm.	☐	☐	☐	☐	☐	☐	☐
	pm.	☐	☐	☐	☐	☐	☐	☐
	am.	☐	☐	☐	☐	☐	☐	☐
	am.	☐	☐	☐	☐	☐	☐	☐
	pm.	☐	☐	☐	☐	☐	☐	☐
	pm.	☐	☐	☐	☐	☐	☐	☐
	am.	☐	☐	☐	☐	☐	☐	☐
	am.	☐	☐	☐	☐	☐	☐	☐
	pm.	☐	☐	☐	☐	☐	☐	☐
	pm.	☐	☐	☐	☐	☐	☐	☐
	am.	☐	☐	☐	☐	☐	☐	☐
	am.	☐	☐	☐	☐	☐	☐	☐
	pm.	☐	☐	☐	☐	☐	☐	☐
	pm.	☐	☐	☐	☐	☐	☐	☐

Anmerkungen

Wochenbeginn: _____   **Ende der Woche:** _____

Medikament & Tagesdosis	Zeit	M	D	M	D	F	S	S
	am.	☐	☐	☐	☐	☐	☐	☐
	am.	☐	☐	☐	☐	☐	☐	☐
	pm.	☐	☐	☐	☐	☐	☐	☐
	pm.	☐	☐	☐	☐	☐	☐	☐
	am.	☐	☐	☐	☐	☐	☐	☐
	am.	☐	☐	☐	☐	☐	☐	☐
	pm.	☐	☐	☐	☐	☐	☐	☐
	pm.	☐	☐	☐	☐	☐	☐	☐
	am.	☐	☐	☐	☐	☐	☐	☐
	am.	☐	☐	☐	☐	☐	☐	☐
	pm.	☐	☐	☐	☐	☐	☐	☐
	pm.	☐	☐	☐	☐	☐	☐	☐
	am.	☐	☐	☐	☐	☐	☐	☐
	am.	☐	☐	☐	☐	☐	☐	☐
	pm.	☐	☐	☐	☐	☐	☐	☐
	pm.	☐	☐	☐	☐	☐	☐	☐
	am.	☐	☐	☐	☐	☐	☐	☐
	am.	☐	☐	☐	☐	☐	☐	☐
	pm.	☐	☐	☐	☐	☐	☐	☐
	pm.	☐	☐	☐	☐	☐	☐	☐
	am.	☐	☐	☐	☐	☐	☐	☐
	am.	☐	☐	☐	☐	☐	☐	☐
	pm.	☐	☐	☐	☐	☐	☐	☐
	pm.	☐	☐	☐	☐	☐	☐	☐
	am.	☐	☐	☐	☐	☐	☐	☐
	am.	☐	☐	☐	☐	☐	☐	☐
	pm.	☐	☐	☐	☐	☐	☐	☐
	pm.	☐	☐	☐	☐	☐	☐	☐

Anmerkungen

Wochenbeginn: _____ **Ende der Woche:** _____

Medikament & Tagesdosis	Zeit	M	D	M	D	F	S	S
	am.	☐	☐	☐	☐	☐	☐	☐
	am.	☐	☐	☐	☐	☐	☐	☐
	pm.	☐	☐	☐	☐	☐	☐	☐
	pm.	☐	☐	☐	☐	☐	☐	☐
	am.	☐	☐	☐	☐	☐	☐	☐
	am.	☐	☐	☐	☐	☐	☐	☐
	pm.	☐	☐	☐	☐	☐	☐	☐
	pm.	☐	☐	☐	☐	☐	☐	☐
	am.	☐	☐	☐	☐	☐	☐	☐
	am.	☐	☐	☐	☐	☐	☐	☐
	pm.	☐	☐	☐	☐	☐	☐	☐
	pm.	☐	☐	☐	☐	☐	☐	☐
	am.	☐	☐	☐	☐	☐	☐	☐
	am.	☐	☐	☐	☐	☐	☐	☐
	pm.	☐	☐	☐	☐	☐	☐	☐
	pm.	☐	☐	☐	☐	☐	☐	☐
	am.	☐	☐	☐	☐	☐	☐	☐
	am.	☐	☐	☐	☐	☐	☐	☐
	pm.	☐	☐	☐	☐	☐	☐	☐
	pm.	☐	☐	☐	☐	☐	☐	☐
	am.	☐	☐	☐	☐	☐	☐	☐
	am.	☐	☐	☐	☐	☐	☐	☐
	pm.	☐	☐	☐	☐	☐	☐	☐
	pm.	☐	☐	☐	☐	☐	☐	☐
	am.	☐	☐	☐	☐	☐	☐	☐
	am.	☐	☐	☐	☐	☐	☐	☐
	pm.	☐	☐	☐	☐	☐	☐	☐
	pm.	☐	☐	☐	☐	☐	☐	☐

Anmerkungen

Wochenbeginn: _____   **Ende der Woche:** _____

Medikament & Tagesdosis	Zeit	M	D	M	D	F	S	S
	am.	☐	☐	☐	☐	☐	☐	☐
	am.	☐	☐	☐	☐	☐	☐	☐
	pm.	☐	☐	☐	☐	☐	☐	☐
	pm.	☐	☐	☐	☐	☐	☐	☐
	am.	☐	☐	☐	☐	☐	☐	☐
	am.	☐	☐	☐	☐	☐	☐	☐
	pm.	☐	☐	☐	☐	☐	☐	☐
	pm.	☐	☐	☐	☐	☐	☐	☐
	am.	☐	☐	☐	☐	☐	☐	☐
	am.	☐	☐	☐	☐	☐	☐	☐
	pm.	☐	☐	☐	☐	☐	☐	☐
	pm.	☐	☐	☐	☐	☐	☐	☐
	am.	☐	☐	☐	☐	☐	☐	☐
	am.	☐	☐	☐	☐	☐	☐	☐
	pm.	☐	☐	☐	☐	☐	☐	☐
	pm.	☐	☐	☐	☐	☐	☐	☐
	am.	☐	☐	☐	☐	☐	☐	☐
	am.	☐	☐	☐	☐	☐	☐	☐
	pm.	☐	☐	☐	☐	☐	☐	☐
	pm.	☐	☐	☐	☐	☐	☐	☐
	am.	☐	☐	☐	☐	☐	☐	☐
	am.	☐	☐	☐	☐	☐	☐	☐
	pm.	☐	☐	☐	☐	☐	☐	☐
	pm.	☐	☐	☐	☐	☐	☐	☐
	am.	☐	☐	☐	☐	☐	☐	☐
	am.	☐	☐	☐	☐	☐	☐	☐
	pm.	☐	☐	☐	☐	☐	☐	☐
	pm.	☐	☐	☐	☐	☐	☐	☐

Anmerkungen

Wochenbeginn: _____   **Ende der Woche:** _____

Medikament & Tagesdosis	Zeit	M	D	M	D	F	S	S
	am.	☐	☐	☐	☐	☐	☐	☐
	am.	☐	☐	☐	☐	☐	☐	☐
	pm.	☐	☐	☐	☐	☐	☐	☐
	pm.	☐	☐	☐	☐	☐	☐	☐
	am.	☐	☐	☐	☐	☐	☐	☐
	am.	☐	☐	☐	☐	☐	☐	☐
	pm.	☐	☐	☐	☐	☐	☐	☐
	pm.	☐	☐	☐	☐	☐	☐	☐
	am.	☐	☐	☐	☐	☐	☐	☐
	am.	☐	☐	☐	☐	☐	☐	☐
	pm.	☐	☐	☐	☐	☐	☐	☐
	pm.	☐	☐	☐	☐	☐	☐	☐
	am.	☐	☐	☐	☐	☐	☐	☐
	am.	☐	☐	☐	☐	☐	☐	☐
	pm.	☐	☐	☐	☐	☐	☐	☐
	pm.	☐	☐	☐	☐	☐	☐	☐
	am.	☐	☐	☐	☐	☐	☐	☐
	am.	☐	☐	☐	☐	☐	☐	☐
	pm.	☐	☐	☐	☐	☐	☐	☐
	pm.	☐	☐	☐	☐	☐	☐	☐
	am.	☐	☐	☐	☐	☐	☐	☐
	am.	☐	☐	☐	☐	☐	☐	☐
	pm.	☐	☐	☐	☐	☐	☐	☐
	pm.	☐	☐	☐	☐	☐	☐	☐
	am.	☐	☐	☐	☐	☐	☐	☐
	am.	☐	☐	☐	☐	☐	☐	☐
	pm.	☐	☐	☐	☐	☐	☐	☐
	pm.	☐	☐	☐	☐	☐	☐	☐

Anmerkungen

Wochenbeginn: _____   **Ende der Woche:** _____

Medikament & Tagesdosis	Zeit	M	D	M	D	F	S	S
	am.	☐	☐	☐	☐	☐	☐	☐
	am.	☐	☐	☐	☐	☐	☐	☐
	pm.	☐	☐	☐	☐	☐	☐	☐
	pm.	☐	☐	☐	☐	☐	☐	☐
	am.	☐	☐	☐	☐	☐	☐	☐
	am.	☐	☐	☐	☐	☐	☐	☐
	pm.	☐	☐	☐	☐	☐	☐	☐
	pm.	☐	☐	☐	☐	☐	☐	☐
	am.	☐	☐	☐	☐	☐	☐	☐
	am.	☐	☐	☐	☐	☐	☐	☐
	pm.	☐	☐	☐	☐	☐	☐	☐
	pm.	☐	☐	☐	☐	☐	☐	☐
	am.	☐	☐	☐	☐	☐	☐	☐
	am.	☐	☐	☐	☐	☐	☐	☐
	pm.	☐	☐	☐	☐	☐	☐	☐
	pm.	☐	☐	☐	☐	☐	☐	☐
	am.	☐	☐	☐	☐	☐	☐	☐
	am.	☐	☐	☐	☐	☐	☐	☐
	pm.	☐	☐	☐	☐	☐	☐	☐
	pm.	☐	☐	☐	☐	☐	☐	☐
	am.	☐	☐	☐	☐	☐	☐	☐
	am.	☐	☐	☐	☐	☐	☐	☐
	pm.	☐	☐	☐	☐	☐	☐	☐
	pm.	☐	☐	☐	☐	☐	☐	☐
	am.	☐	☐	☐	☐	☐	☐	☐
	am.	☐	☐	☐	☐	☐	☐	☐
	pm.	☐	☐	☐	☐	☐	☐	☐
	pm.	☐	☐	☐	☐	☐	☐	☐

Anmerkungen

Wochenbeginn: _____   **Ende der Woche:** _____

Medikament & Tagesdosis	Zeit	M	D	M	D	F	S	S
	am.	☐	☐	☐	☐	☐	☐	☐
	am.	☐	☐	☐	☐	☐	☐	☐
	pm.	☐	☐	☐	☐	☐	☐	☐
	pm.	☐	☐	☐	☐	☐	☐	☐
	am.	☐	☐	☐	☐	☐	☐	☐
	am.	☐	☐	☐	☐	☐	☐	☐
	pm.	☐	☐	☐	☐	☐	☐	☐
	pm.	☐	☐	☐	☐	☐	☐	☐
	am.	☐	☐	☐	☐	☐	☐	☐
	am.	☐	☐	☐	☐	☐	☐	☐
	pm.	☐	☐	☐	☐	☐	☐	☐
	pm.	☐	☐	☐	☐	☐	☐	☐
	am.	☐	☐	☐	☐	☐	☐	☐
	am.	☐	☐	☐	☐	☐	☐	☐
	pm.	☐	☐	☐	☐	☐	☐	☐
	pm.	☐	☐	☐	☐	☐	☐	☐
	am.	☐	☐	☐	☐	☐	☐	☐
	am.	☐	☐	☐	☐	☐	☐	☐
	pm.	☐	☐	☐	☐	☐	☐	☐
	pm.	☐	☐	☐	☐	☐	☐	☐
	am.	☐	☐	☐	☐	☐	☐	☐
	am.	☐	☐	☐	☐	☐	☐	☐
	pm.	☐	☐	☐	☐	☐	☐	☐
	pm.	☐	☐	☐	☐	☐	☐	☐
	am.	☐	☐	☐	☐	☐	☐	☐
	am.	☐	☐	☐	☐	☐	☐	☐
	pm.	☐	☐	☐	☐	☐	☐	☐
	pm.	☐	☐	☐	☐	☐	☐	☐

Anmerkungen

Wochenbeginn: _____   **Ende der Woche:** _____

Medikament & Tagesdosis	Zeit	M	D	M	D	F	S	S
	am.	☐	☐	☐	☐	☐	☐	☐
	am.	☐	☐	☐	☐	☐	☐	☐
	pm.	☐	☐	☐	☐	☐	☐	☐
	pm.	☐	☐	☐	☐	☐	☐	☐
	am.	☐	☐	☐	☐	☐	☐	☐
	am.	☐	☐	☐	☐	☐	☐	☐
	pm.	☐	☐	☐	☐	☐	☐	☐
	pm.	☐	☐	☐	☐	☐	☐	☐
	am.	☐	☐	☐	☐	☐	☐	☐
	am.	☐	☐	☐	☐	☐	☐	☐
	pm.	☐	☐	☐	☐	☐	☐	☐
	pm.	☐	☐	☐	☐	☐	☐	☐
	am.	☐	☐	☐	☐	☐	☐	☐
	am.	☐	☐	☐	☐	☐	☐	☐
	pm.	☐	☐	☐	☐	☐	☐	☐
	pm.	☐	☐	☐	☐	☐	☐	☐
	am.	☐	☐	☐	☐	☐	☐	☐
	am.	☐	☐	☐	☐	☐	☐	☐
	pm.	☐	☐	☐	☐	☐	☐	☐
	pm.	☐	☐	☐	☐	☐	☐	☐
	am.	☐	☐	☐	☐	☐	☐	☐
	am.	☐	☐	☐	☐	☐	☐	☐
	pm.	☐	☐	☐	☐	☐	☐	☐
	pm.	☐	☐	☐	☐	☐	☐	☐
	am.	☐	☐	☐	☐	☐	☐	☐
	am.	☐	☐	☐	☐	☐	☐	☐
	pm.	☐	☐	☐	☐	☐	☐	☐
	pm.	☐	☐	☐	☐	☐	☐	☐

Anmerkungen

Wochenbeginn: _____   **Ende der Woche:** _____

Medikament & Tagesdosis	Zeit	M	D	M	D	F	S	S
	am.	☐	☐	☐	☐	☐	☐	☐
	am.	☐	☐	☐	☐	☐	☐	☐
	pm.	☐	☐	☐	☐	☐	☐	☐
	pm.	☐	☐	☐	☐	☐	☐	☐
	am.	☐	☐	☐	☐	☐	☐	☐
	am.	☐	☐	☐	☐	☐	☐	☐
	pm.	☐	☐	☐	☐	☐	☐	☐
	pm.	☐	☐	☐	☐	☐	☐	☐
	am.	☐	☐	☐	☐	☐	☐	☐
	am.	☐	☐	☐	☐	☐	☐	☐
	pm.	☐	☐	☐	☐	☐	☐	☐
	pm.	☐	☐	☐	☐	☐	☐	☐
	am.	☐	☐	☐	☐	☐	☐	☐
	am.	☐	☐	☐	☐	☐	☐	☐
	pm.	☐	☐	☐	☐	☐	☐	☐
	pm.	☐	☐	☐	☐	☐	☐	☐
	am.	☐	☐	☐	☐	☐	☐	☐
	am.	☐	☐	☐	☐	☐	☐	☐
	pm.	☐	☐	☐	☐	☐	☐	☐
	pm.	☐	☐	☐	☐	☐	☐	☐
	am.	☐	☐	☐	☐	☐	☐	☐
	am.	☐	☐	☐	☐	☐	☐	☐
	pm.	☐	☐	☐	☐	☐	☐	☐
	pm.	☐	☐	☐	☐	☐	☐	☐

Anmerkungen